AF346706

LETTRE

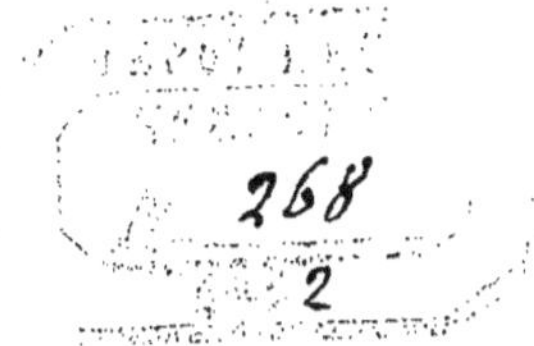

A M. LE RÉDACTEUR EN CHEF

DU JOURNAL

L'OPINION NATIONALE

MONTPELLIER

IMPRIMERIE TYPOGRAPHIQUE DE GRAS

1862

A M. LE RÉDACTEUR EN CHEF

DU JOURNAL

L'OPINION NATIONALE

—

Monsieur ,

Le journal *l'Opinion nationale* a publié, dans son numéro des 9 et 10 juin dernier, un long article de M. A. Malespine sur la *médecine navale*. Ce long article contient des observations justes, mais il se livre aussi à une critique dont la sévérité exagérée me paraît mériter réfutation. Parmi les observations justes que renferme cet article de M. Malespine, citons d'abord celle-ci :
« Embarqué à bord d'un vaisseau ou d'une frégate, le
» chirurgien de 3ᵉ classe n'a pour tout ameublement
» qu'un hamac, et n'a d'autre asile, pour le recueille-
« ment et l'étude, qu'une chambre commune à vingt
» jeunes gens. Ne pouvant se livrer au moindre travail,

» il risque d'oublier le peu qu'il a appris. Et cepen-
» dant, après une année de navigation, si le hasard lui
» fait rencontrer un bâtiment ayant moins de quarante-
» cinq hommes d'équipage, il en est le seul médecin.
» En temps de guerre, cet équipage est porté à cent
» hommes. Or quelle garantie de capacité peut offrir
» à l'équipage ce jeune homme dont toute la science
» médicale ne va pas au delà de quelques éléments de
» pathologie externe? Embarqué sur tout autre bâti-
» ment qu'un vaisseau ou une frégate, il peut du
» moins se livrer à l'étude. Mais il s'occupe peu de la
» science, en général; il ne soupire qu'au concours qui
» devra le faire monter en grade. » Et ici M. Malespine
critique avec tout autant de raison le mode de concours,
en faisant observer que, si l'on ne *récite* pas couram-
ment les questions du programme, on ne franchit pas
les divers échelons de la hiérarchie.

Nous sommes donc d'accord avec M. Malespine pour
désirer que les chirurgiens de marine soient plus convenablement logés qu'ils ne le sont à bord des navires
de l'État. Nous avons même signalé cette inconvenance
pour les chirurgiens-majors dans la *Revue maritime*
(t. III, p. 41), qui se publiait à Toulon en 1830 et 1831.
Le second point sur lequel nous sommes parfaitement
d'accord avec M. Malespine, c'est le mode de concours
suivi dans les écoles de santé de la marine. Un nombre
limité de questions n'offre, en effet, d'autres garanties
que celles de la mémoire. Or qu'est-ce que la mémoire
sans le jugement?

Mais nous ne saurions admettre, avec M. Malespine,
que, dans les concours scientifiques, on doive tenir
compte des actions d'éclat, du dévouement, du nombre
des campagnes. Ces titres ne doivent, à notre avis,
avoir de valeur dans un concours scientifique que dans
le cas où plusieurs concurrents feraient preuve d'un
mérite égal ou fort à peu près égal. S'il est vrai, comme
l'avance M. Malespine, que l'instruction donnée aux
élèves, dans les trois écoles de médecine navale, est
fort incomplète, je ne pense pas que l'appréciation
des actions d'éclat, du dévouement et du nombre des
campagnes remplisse la lacune admise par l'auteur de
l'article inséré dans l'*Opinion nationale*.

Parti de l'idée que c'est moins la pénurie du personnel qu'une organisation défectueuse du corps médical qui rend déplorable la situation des officiers de
santé de la marine, toujours d'après M. Malespine, ce
critique prétend que le personnel médical d'un vaisseau, où il n'y a pourtant que quatre chirurgiens pour
cinq, six, sept, et même quelquefois huit cents hommes, pourrait être réduit de moitié, si l'on n'embar-
quait que des docteurs, c'est-à-dire de *vrais médecins,*
car les chirurgiens de 3ᵉ et même de 2ᵉ classe ne peu-
vent pas être considérés comme tels, d'après M. Malespine. Or ces diverses assertions sont on ne peut plus
erronées. En effet, quel que soit le mérite de deux
chirurgiens, fussent-ils docteurs des trois Facultés de
médecine de l'Empire, leur mérite ne pourra pas
suppléer au nombre pour panser les malades qu'il

peut y avoir sur un *vaisseau de ligne*, surtout en temps
d'épidémie ou en temps de guerre. En second lieu,
croire que les docteurs en médecine sont toujours de
vrais médecins, n'est pas permis à ceux qui connaissent
dans le monde un assez grand nombre de docteurs en
médecine auxquels ils se garderaient bien de confier la
direction de leur santé. Depuis, en effet, que les
sciences *accessoires* ont pris tant d'importance dans
l'enseignement des Facultés de médecine, que celles-ci
sont en quelque sorte des succursales des Facultés des
sciences, le titre de docteur en médecine s'accorde
journellement à des chimistes, à des physiciens ou à
des naturalistes qui ne connaissent même pas la fièvre ;
et, pendant que j'étais Agrégé en exercice, j'ai refusé
de signer le certificat d'aptitude pour le doctorat en
médecine à un professeur de l'une des Facultés des
sciences de France, qui n'en a pas moins obtenu son
diplôme, grâce aux professeurs de chimie et de botanique avec lesquels j'avais l'honneur de faire partie du
jury d'examen. En supposant, d'ailleurs, que tout docteur en médecine soit un vrai médecin, comme l'avance
M. Malespine, croit-il qu'il serait possible de n'embar-
quer que des docteurs en médecine ? Que M. Malespine
se détrompe, car l'on n'obtient généralement le doctorat en médecine qu'à vingt-trois ou vingt-quatre ans.
Or celui qui aura subi honorablement tous ses exa-
mens et obtenu le doctorat en médecine, à vingt-trois
ou vingt-quatre ans, se soumettra-t-il généralement
aux fatigues de la navigation, à la discipline du bord,

et tout cela pour n'être que chirurgien de 3ᵉ classe?
Pour occuper ce poste subalterne, il faut être beaucoup
plus jeune, et n'avoir pas de position scientifique.
Celui qui aura le droit d'exercer la médecine, à vingt-
trois ou vingt-quatre ans, *urbi et orbi*, consentira diffi-
cilement à s'enfouir dans un navire, à supporter les
privations de l'homme de mer, et à être le subordonné
d'un ou plusieurs chirurgiens, sans parler de tous ceux
qui portent l'épaulette, sur le même bâtiment que lui.

Il est vrai que j'acceptai cette position, de 1829 à
1834 ; mais ce n'était que temporairement, pour
voyager aux frais de l'État , à titre d'*auxiliaire*, ce
titre que M. Malespine ravale, je ne sais pourquoi.
« Les auxiliaires, dit-il en effet, ne sont pas membres
» du corps médical. On les recrute soit parmi les élèves
» des écoles navales qui n'ont pu atteindre avant l'âge
» de vingt-trois ans le grade de chirurgien de 3ᵐᵉ classe,
» soit parmi les étudiants de 8ᵐᵉ ou de 10ᵐᵉ année des
» Facultés, ou parmi les officiers de santé civils qui
» n'ont qu'une insuffisante clientèle de village ». Je ne
sais ce qui se fait aujourd'hui, mais je me rappelle que,
de 1829 à 1834, le nombre des *auxiliaires* qui nous
trouvions docteurs en médecine était assez consi-
dérable, au port de Toulon, car je puis citer les
docteurs Piron, aujourd'hui sous-bibliothécaire de la
Faculté de médecine de Montpellier ; Adolphe Cazalis,
qui pratique à Paris ; Pouilhe, qui exerce la médecine
à Frontignan, dont il est maire ; Joly, l'un des prati-
ciens les plus occupés en ce moment à Limoux ;

Bellonet, qui s'établit, je crois, à Antibes ; Lacger, qui est devenu *médecin principal* dans l'armée de terre, et autres assez peu flattés du dernier coup de pinceau que M. Malespine donne des *auxiliaires*, en ajoutant qu'on pourrait les remplacer « par des infirmiers ».

La critique de M. Malespine est-elle plus juste, lorsque, mettant en parallèle les médecins et chirurgiens de l'armée de terre avec ceux de la marine, il prétend qu'on ne « voit jamais ceux-ci prendre part » aux joûtes scientifiques de l'Académie de médecine, » qui ont un si grand retentissement dans le monde savant » ? Il me suffira de citer M. Jules Roux, 1er chirurgien en chef de la marine, à Toulon, qui a, ce me semble, assez noblement occupé dans cette Académie les séances du 24 avril, du 8 et du 15 mai 1860, par un travail éminemment pratique sur les *amputations secondaires après les coups de feu*, travail qui a donné lieu à une des discussions les plus animées.

Je puis tout aussi victorieusement réfuter les assertions injustes renfermées dans ces lignes de M. Malespine : « N'est-il pas regrettable que l'on ait si peu » de notions sur l'hygiène et les maladies des régions » que nos bâtiments sillonnent depuis plusieurs siè- » cles ? Conçoit-on que la botanique, la zoologie, la » minéralogie, la géologie, en un mot l'histoire et les » productions naturelles de nos colonies et de nos sta- » tions lointaines, soient à peu près inconnues ?» Il y a évidemment dans ces lignes ou ignorance ou mauvais vouloir. Qui ne connaît, en effet, les beaux travaux,

en histoire naturelle, de Quoy et Gaymard, au retour
de leur voyage sur l'*Uranie*; ceux de MM. Eydoux et
Souleyet, après leur voyage sur la *Bonite*; ceux de
MM. Hambron et Jacquinot, après leur voyage sur
l'*Astrolabe* et la *Zélée*; ceux de Lesson, le compagnon
de Dumont-d'Urville, sur la *Coquille*; et l'*Histoire naturelle des oiseaux de paradis*; celle des *Oiseaux-mouches*;
celle des *Colibris*; celle des *Trochilidées*; les *Illustra-
tions de zoologie*; la *Centurie zoologique* de Lesson
jeune? Qui ne connaît le *Traité complet*, en deux volu-
mes, *de médecine navale* ou *Nouveaux Eléments d'hygiène, de pathologie, de thérapeutique*, publié en 1832,
par M. Forget, aujourd'hui professeur à la Faculté de
médecine de Strasbourg[1]?

La thèse sur le choléra en Egypte, que soutint, le
28 avril 1834, M. Angelin, à son retour de l'expédi-

[1] Cet ouvrage de M. Forget est d'autant plus à signaler que
l'auteur explique, dans sa préface, pourquoi les médecins de la
marine produisent moins de travaux recommandables que les
chirurgiens en chef de l'armée de terre : « Lorsqu'on sait, dit
» M. Forget, le nombre d'hommes capables que renferment les
» écoles navales, on est surpris de ce qu'un travail de cette
» espèce (un livre élémentaire, susceptible de diriger les méde-
» cins navigateurs dans l'exercice de leur état) n'ait pas été
» plus tôt exécuté ; mais l'étonnement cesse dès qu'on réfléchit
» à la situation de ces mêmes hommes, qui usent leur vie dans
» les fatigues de la navigation, et dont le séjour dans les ports
» n'est pas moins laborieux, obligés qu'ils sont de travailler
» encore pour se présenter avec avantage aux luttes scientifiques

tion du Luxor ; — ainsi que celle que le docteur Bertulus, aujourd'hui médecin du port de Marseille, soutint en 1843 sur la peste, le typhus et la fièvre jaune, maladies qu'il avait toutes observées durant le cours de sa navigation ; — ainsi que *l'Essai d'une climatologie de Monte-Video et de l'Urugay,* publié en 1851, par Louis Saurel, qui, en 1848, avait publié dans notre *Gazette médicale de Montpellier* quelques mots sur *la thérapeutique des fièvres de la côte occidentale d'Afrique,* et qui publia en 1853 une *Chirurgie navale* de 319 pages ; — ainsi qu'une foule d'autres relations plus ou moins analogues, parmi lesquelles nous aurions plaisir à citer celle du docteur de Coméras, chirurgien de 1re classe ; — toutes ces relations médicales dis-je, sont moins connues que les travaux de Quoy et Gaymard, Eydoux et Souleyet, Hambron et Jacquinot, des deux Lesson, du professeur Forget et du professeur Jules Roux, qui, en outre du travail qui a tant eu de retentissement à l'Académie impériale de médecine, a publié une foule d'autres travaux d'anatomie, de

» d'où dépend leur avancement. Naviguer et concourir, telle est » donc leur existence. » Après cela, **M.** Forget explique qu'il n'a pu lui-même ériger son œuvre qu'après avoir quitté la marine : « Il fallait, dit-il, pour accomplir une tâche de la » nature de celle que nous avons entreprise, un homme suffi- » samment versé dans la pratique pour apprécier tous les élé- » ments de la spécialité....., et jouissant d'assez de loisirs pour » mûrir convenablement un plan vaste et difficile. »

physiologie et de thérapeutique ; mais ces relations médicales n'en existent pas moins, et donnent, par conséquent, un démenti formel aux assertions de M. Malespine.

Montpellier, le 5 juillet 1862.

CHRESTIEN ,

Professeur agrégé de la Faculté de médecine.

P.-S. — N'ayant eu connaissance de l'article de M. Malespine que par le fascicule du *Montpellier médical* qui vient de paraître, je n'ai pas pu en réfuter plus tôt les exagérations, pour ne rien dire de plus ; et la précipitation avec laquelle j'ai rempli cette tâche ne peut que laisser ma réfutation fort incomplète. Que mes anciens collègues veuillent donc me pardonner toutes les omissions que j'ai faites, et peut-être les inexactitudes que j'ai commises !

Si desint vires, tamen est laudanda voluntas.

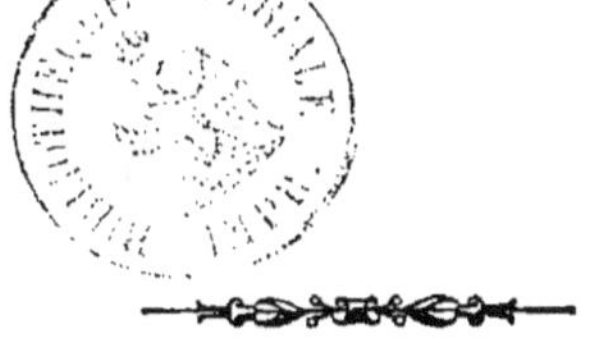